Ricettario Vegano a Cottura Lenta In Italiano/ Slow Cooker Vegan Cookbook In Italian:

Ricette Vegane Facili a Cottura Lenta da seguire

Charlie Mason

© Copyright 2017 di Charlie Mason - Tutti i diritti riservati.

Il seguente Libro è riprodotto qui di seguito con l'obiettivo di fornire informazioni il più possibile accurate e affidabili. Indipendentemente da ciò, l'acquisto di questo libro può essere considerato come un consenso al fatto che sia l'editore che l'autore di questo libro non sono in alcun modo esperti sugli argomenti discussi all'interno, e che le raccomandazioni o i suggerimenti in esso contenuti sono solo a scopo di intrattenimento. I professionisti dovrebbero essere consultati secondo necessità prima di intraprendere qualsiasi azione approvata nel presente documento.

La presente dichiarazione è ritenuta equa e valida sia dall'American Bar Association che dal Comitato dell'Associazione degli editori ed è giuridicamente vincolante in tutti gli Stati Uniti.

Inoltre, la trasmissione, la duplicazione o la riproduzione di una qualsiasi delle seguenti opere, incluse informazioni precise, sarà considerata un atto illegale, indipendentemente dal fatto che sia effettuata elettronicamente o a stampa. La legalità si estende alla creazione di una copia secondaria o terziaria dell'opera o di una copia registrata ed è consentita solo con l'espresso consenso scritto dell'Editore. Tutti i diritti aggiuntivi sono riservati.

Le informazioni contenute nelle pagine seguenti sono considerate, in linea di massima, un resoconto veritiero e accurato dei fatti e, come tale, qualsiasi disattenzione, uso o abuso delle informazioni in questione da parte del lettore renderà qualsiasi azione risultante esclusivamente di loro competenza. Non esistono scenari in cui l'editore o l'autore originale di quest'opera possa essere in alcun modo ritenuto responsabile per eventuali disagi o danni che potrebbero verificarsi dopo aver intrapreso le informazioni qui descritte.

Inoltre, le informazioni che si trovano nelle pagine seguenti sono intese solo a scopo informativo e dovrebbero quindi essere considerate universali. Come si addice alla sua natura, le informazioni presentate sono prive di garanzia riguardo alla loro validità o qualità provvisoria. I marchi menzionati sono fatti senza il consenso scritto e non possono in alcun modo essere considerati un'approvazione da parte del titolare del marchio.

INDICE

Introduzione 5

Capitolo 1: Delizie per la Colazione 7

Capitolo 2: Buoni a Ora di Pranzo 15

CAPITOLO 3: Ricette per la Cena 29

CAPITOLO 4: Ora Della Merenda 39

Capitolo 5: Antipasti Da Accontentare 46

Capitolo 6: Deliziosi Dessert 50

Conclusione 56

Indice 57

Introduzione

I seguenti capitoli tratteranno alcuni dei tanti modi diversi in cui potete preparare un pasto o uno spuntino in stile vegano che i vostri amici e la vostra famiglia sono sicuri di apprezzare. Con 31 ricette, potete provarne una diversa ogni singolo giorno del mese.

Scoprirete quanto sia importante guardare ciò che si mangia e come viene preparato. Il fornello lento vi offre il tempo supplementare che potete dedicare alle cose importanti del vostro stile di vita impegnato. Farà sapere alla vostra famiglia quanto ci tenete, offrendo pasti, spuntini e dessert così gustosi. Scegliere il modo di mangiare vegano significa ricevere benefici nutrizionali da verdure, frutta fresca, noci, fagioli, cereali integrali e prodotti a base di soia. Questi sono alcuni di questi benefici e come la vostra salute può essere influenzata dal fare <u>buone</u> scelte alimentari:

- *__Antiossidanti__*: Con questa aggiunta, potete proteggere il vostro corpo da diversi tipi di cancro.
- *__Proteine__*: la carne rossa non è necessariamente la scelta più sana per le proteine. Come vegani, lenticchie, noci, piselli, fagioli e prodotti a base di soia forniscono questa risorsa senza problemi di salute.
- *__Carboidrati__*: Il vostro corpo tenderà a bruciare il tessuto muscolare se non mangiate molti carboidrati.
- *__Vitamina C__*: La vitamina C funziona come un antiossidante e aiuta i tuoi lividi a guarire più velocemente e mantiene le gengive sane.

- *Fibra*: I vegani sperimentano migliori movimenti intestinali con l'aumento di fibre elevate nelle verdure e nella frutta.
- *Grassi saturi ridotti*: senza le carni e i latticini, questi livelli si abbassano immensamente.
- *Magnesio*: Con l'aiuto del magnesio, il calcio viene assorbito meglio. Si trova in verdure a foglia verde scuro, semi e noci.
- *Potassio*: L'acidità e l'acqua sono bilanciati dal potassio che porta anche ad una riduzione del cancro e delle malattie cardiovascolari.

Ci sono molti libri su questo argomento sul mercato, grazie ancora per aver scelto questo! Ogni sforzo è stato fatto per fornirvi quante più informazioni utili possibili. Godetevelo!

Capitolo 1: Delizie per la Colazione

Iniziare ogni mattina con un inizio sano può iniziare con una sana colazione al bar, una ciotola di farina d'avena, o un piatto di gustose uova alla vegana. Questi sono solo alcuni che vi faranno sentire allegri e motivati.

Colazione Quinoa Mirtillo e Cocco

Questa combinazione di mirtillo e cocco sembra svegliare la quinoa per far andare la giornata nella giusta direzione.

Ingredienti

- 480 gr di mirtilli congelati
- 20 gr di cocco grattugiato zuccherato / non zuccherato
- 20 ml di melassa
- 1 lattina (380 gr) di latte di cocco

di ciascuno:

- 20 gr di cocco tostato
- 40 gr di mandorle tritate
- 140 gr di quinoa

Istruzioni

1. Risciacquare la quinoa per rimuovere la sua amarezza. Una volta risciacquata, gettala nella pentola a cottura lenta.
2. Cospargere il cocco con un filo di melassa.
3. Aprire e mescolare la lattina di latte fino a renderla liscia. Svuotalo nella pentola, mescolando delicatamente.

Impostare il fornello in alto per 1 ½ - 2 ore o basso per 3 ore.
4. Versare la gustosa colazione nelle ciotole guarnendo con circa un cucchiaio di mandorle tritate e alcuni mirtilli.

Resa: 4 porzioni

Farina d'Avena alla Cannella e Mela

Vi chiederete perché non l'avete provato prima. È così gustoso, in particolare in un fine settimana freddo. Non solo riscalderà le vostre viscere, ma invierà anche un aroma stuzzicante in tutta la casa!

Ingredienti

- 2 mele a fette
- 100 ml di sciroppo d'acero o a proprio piacimento
- 2 gr di cannella
- 1 l d'acqua
- 500 gr di fiocchi d'avena

Istruzioni

1. Disporre le mele, lo sciroppo e la cannella sul fondo della pentola lenta.
2. Svuotare la farina d'avena e l'acqua sopra, della miscela, senza mescolare.
3. Cuocere a fuoco lento per otto-nove ore.
4. Svegliatevi e godetevi la vostra sana colazione.

Resa: 3-4 porzioni

Barrette per la Colazione con Farina d'Avena e Zucca

Godetevi questa gustosa e sana delizia intorno al Ringraziamento e al Natale. Certo, potete godervelo in qualsiasi momento!

Ingredienti

- 60 ml di sciroppo d'acero
- 140 gr di zucchero di cocco
- 250 gr di purea di zucca in scatola
- 3 ml di aceto di mele

di ogni:

- 130 gr di farina di avena
- 130 gr di avena arrotolata vecchio stile
- 4 gr di cannella
- 15 gr di spezie per torta di zucca
- 5 gr di bicarbonato di sodio
- 4 gr di sale
- 80 gr di noci Pecan

Istruzioni

1. Aggiungere un pezzo misurato di carta pergamena nella pentola lenta da 7 litri. Spruzzare la base della pentola lenta con un po' di olio da cucina in modo che la carta vi si attacchi.
2. In un grande recipiente di miscelazione, unire l'aceto, lo sciroppo d'acero, la zucca e lo zucchero di cocco. Mescolare la farina d'avena, l'avena, ¼ di tazza di noci pecan, sale, bicarbonato di sodio, spezie della torta di

zucca e cannella. Mescolare fino a ottenere un impasto denso.
3. Distribuire la pastella nella pentola preparata. Cospargere con il resto delle noci pecan.
4. Mettere un coperchio sulla pentola, cuocere a fuoco basso per una o due ore. Spegnete il fornello e lasciate cuocere le barrette riposando per un'ora.
5. Trasferite le barrette su una gratella per farle raffreddare completamente.
6. Affettate e divertitevi!

Resa: 16 porzioni

Muesli Speziato con Frutta e Noci

Questa scelta sana di alimenti naturali vi aiuterà a mantenervi felici e regolari. Tutto quello che dovete fare è aggiungere gli ingredienti seguendo le istruzioni passo dopo passo, e il vostro fornello lento farà il lavoro.

Ingredienti

- ☒ 100 gr di noci (es. Noci, mandorle, noci pecan, ecc.)
- ☒ 1 kg di fiocchi d'avena

di ogni:

- ☒ 60 gr di semi di Chia
- ☒ 35 gr di semi di girasole
- ☒ 3 gr di cannella in polvere

di ciascuno:

- ☒ 0.50 gr di zenzero

- ☒ 0.60 gr di noce moscata
- ☒ 100 ml di olio di cocco fuso
- ☒ 3 gr di sale kosher
- ☒ 20 gr di fiocchi di cocco

di ogni:

- ☒ 160 ml di sciroppo d'acero
- ☒ 55 g di mirtilli rossi secchi
- ☒ 10 gr di estratto di vaniglia

Istruzioni

1. Spruzzare accuratamente i lati e il fondo di una pentola a cottura lenta da 5 quarti (o più grande).
2. Unire il sale, lo zenzero, la noce moscata, la cannella, i semi di girasole, i semi di chia, l'avena e le noci pecan.
3. In un contenitore separato, sbattere insieme la vaniglia, l'olio fuso e lo sciroppo d'acero. Aggiungere agli ingredienti nella pentola.
4. Fissare il coperchio sul fornello, lasciando un leggero spazio di 0.50 cm per far uscire il vapore. Questa apertura eviterà che la granola si inzuppi.

Resa: 12 porzioni

Burrito della Colazione con Tofu Strapazzato

La ricetta di questo burrito è qualcosa che non avreste mai immaginato potesse essere così gustosa a colazione. Aggiungete qualche spezia e rivendicate lo spirito occidentale con questa sensazione!

Ingredienti

1 confezione (200 gr) tofu sbriciolato
400 gr di fagioli neri cotti / 425 gr lattina

di ogni:

- 30 gr di cipolla cotta
- 13 gr di pepe verde tritato
- 180 ml di acqua
- 2 gr di curcuma macinata

di ogni:

- 0.50 gr di paprika affumicata
- 0.80 gr di peperoncino in polvere
- 0.50 gr di cumino macinato
- A piacere: Sale e pepe
- 4 tortillas integrali delle dimensioni di un burrito

Supplementari:

- Salsa
- Formaggio vegano grattugiato
- Lattuga
- Avocado

Istruzioni

1. Scolare e sciacquare i fagioli. La sera prima, aggiungere tutti gli ingredienti - omettere gli extra e le tortillas - nella pentola a cottura lenta. Impostare il timer per 7-9 ore sull'impostazione bassa.
2. La mattina successiva, assaggiare e aggiungere pepe e sale se lo si desidera.
3. Versare il composto su ciascuna delle tortillas. Aggiungere tutti i contorni che desiderate.
4. Servite e buon appetito!

Resa: 1 tazza - 4 tortillas - 2 porzioni

Uova Vegane per la Colazione

Godetevi la naturale bontà delle uova in stile vegano. Speziatele proprio come piace a voi con questa ricetta facile da seguire.

Ingredienti

- ☒ 30 gr di margarina vegana (es. Earth Balance)
- ☒ 2 confezioni (450 gr ciascuna) tofu extra-compatto - confezionato in acqua
- ☒ 10 gr di lievito nutrizionale

di ogni:

- ☒ gr di cipolla granulata
- ☒ 4 gr di aglio granulato
- ☒ 0.04 gr di curcuma
- ☒ 2 gr di pepe nero
- ☒ 4 gr di sale marino

Istruzioni

1. Aprire i sacchetti di tofu e far scolare l'acqua.
2. Usare una padella grande, aggiungere la margarina e scaldare a fuoco medio.
3. Aggiungere il pepe e il sale sul tofu, insieme alla curcuma, all'aglio e alla cipolla. Cuocere per circa quattro minuti mescolando di tanto in tanto.
4. Una volta che l'acqua è evaporata, aggiungere il lievito e continuare il processo fino a doratura.
5. Servite e buon appetito.

Resa: 8 porzioni

Capitolo 2: Buoni a Ora di Pranzo

Che si tratti di un brunch o di un pranzo, troverete sicuramente un pasto di mezza giornata per soddisfare le vostre papille gustative.

Cavolfiore alla Bolognese con Tagliatelle di Zucchine

Adorerete il modo in cui questa bolognese vegana aromatizza il cavolfiore. Non si ottiene una consistenza così pesante con la consistenza del cavolfiore. L'unione è così deliziosa!

Ingredienti per la Bolognese

- 180 gr di cipolla rossa a cubetti
- 1 testa di cavolfiore, tagliata a cimette
- 2 piccoli spicchi d'aglio tritati
- 0.5 gr di fiocchi di basilico essiccato
- 3 gr di origano secco
- 2 lattine (400 gr) senza sale aggiunto - pomodori a cubetti
- 1 gr di peperoncino rosso
- 120 ml di vegetale a basso contenuto di sodio
- A piacere: Sale e pepe

Per la pasta:

5 zucchine grandi

Istruzioni

1. Unire tutti gli ingredienti bolognesi nella lenta cottura.

2. Impostare il timer per 3 ore e mezza sull'impostazione alta.
3. Una volta fatto, schiacciare il cavolfiore fino a quando i fiori non si rompono.
4. Versare il composto su alcune tagliatelle di zucchine.

Resa: 1 porzione

Tofu e Verdure alla Brace Cinesi

Questa è una ricetta che soddisferà sicuramente tutti gli ospiti a pranzo!

Ingredienti

- 3 spicchi d'aglio tritati
- 1 confezione di tofu extra-compatto - non setoso (400 gr)
- 1 cipolla piccola tritata
- 4 gr di radice di zenzero fresca tritata
- 70 ml di salsa hoisin
- 20 ml d'aceto di vino di riso per condire
- 230 ml di salsa di pomodoro - senza sale aggiunto
- 1.5 gr di salsa vegana Worcestershire

di ogni:

- 15 gr di senape marrone piccante
- 15 ml di salsa di soia a basso contenuto di sodio

di ogni:

- 2 gr di polvere cinque spezie
- 0.80 gr di peperoncino frantumato
- 14 ml di melassa

- ☒ 30 ml di acqua

Optional:
- ☒ Sale
- ☒ 0.05 gr pepe nero

Verdure:
- ☒ 2 zucchine medie - cubetti da 1 cm
- ☒ 2-3 broccoli - solo gambi
- ☒ ½ peperone verde / rosso grande (quadrati da 2 cm)
- ☒ 1 barattolo di castagne d'acqua a fette (230 gr)

Istruzioni

1. Tagliare il tofu in pezzi da 1 cm e sistemarli in asciugamani, premendo leggermente per rimuovere l'umidità. Tagliateli anche a pezzi.
2. Aggiungere il tofu a una padella calda e cuocere fino a doratura uniforme. Cambiare la temperatura sul vaso di coccio in alto.
3. Aggiungere il tofu alla pentola lenta e fissare il coperchio.
4. Nella stessa padella, cuocere lentamente lo zenzero, l'aglio e le cipolle per circa tre minuti. Aggiungere il resto degli ingredienti. Riscaldare e mescolare fino a quando bolle.
5. Svuotare la salsa sul tofu e mescolare bene. Chiudere il coperchio e continuare la cottura per tre ore a fuoco alto.
6. Tagliare i gambi dei broccoli e rimuovere la pelle esterna. Tagliateli in proiettili da 0.5 cm. Quando il tofu è pronto, aggiungere i broccoli e le altre verdure. Mescolare bene e coprire bene con il coperchio.
7. Cuocere per un'ora. Divertitevi con un po' di riso integrale.

Resa: 3-4 porzioni

Zuppa di Mais

Questa piccante versione vegana della ricetta classica alleggerirà la vostra giornata se preparata nella vostra cucina lenta.

Ingredienti

- 720 ml di brodo vegetale
- 2 lattine (340 gr) di mais intero
- 1 cipolla grande
- 3 patate
- 1 spicchio d'aglio
- 2 peperoncini rossi
- 6 gr di sale

di ogni:

- 0.80 gr di peperoncino in polvere
- 4 gr di fiocchi di prezzemolo
- Un pizzico di pepe nero
- 430 ml di latte di soia
- 60 gr di margarina di tipo vegano
- Succo di 1 lime

Istruzioni

1. Tritate l'aglio e i peperoncini e tagliate a dadini le verdure.
2. Cuocere a fuoco lento i peperoni, la cipolla all'aglio, le patate, il brodo vegetale, il mais, il peperoncino in polvere, il pepe nero, il prezzemolo e il sale.
3. Programmare il timer per 7 ore sull'impostazione bassa.

4. Al termine, aggiungere il composto ad un frullatore, riempiendolo solo a metà. Dare al frullatore alcuni impulsi e continuare a frullare fino a ottenere un composto cremoso.
5. Una volta che tutto è passato in purea, aggiungerlo insieme alla margarina e al latte nella pentola di coccio.
6. Regolare la pentola per un'ora sulla posizione bassa.
7. Guarnire con del succo di lime, servire e divertitevi!

Resa: 6 porzioni

Mac e Cheese Fiorentino

Chi ha detto che non potevi avere Mac e Cheese? Potete... stile vegano!

Ingredienti

- 1 confezione di spinaci tritati surgelati (300 gr)
- 1 confezione di maccheroni con gomito
- 30 gr di olio d'oliva
- 1 lattina (440 gr) di fagioli bianchi
- 420 ml di acqua
- 65 gr di anacardi crudi
- 1 cipolla media tritata
- 10 ml di limone fresco
- Opzionale: 17 gr di pasta di miso bianco
- Sale a vostro piacimento

di ogni:

- 0.50 gr di peperoncino di Cayenna
- 2 gr di senape secca
- Un pizzico di noce moscata in polvere

- ☒ 180 gr di pangrattato

Istruzioni

1. Preparate e scolate gli spinaci. Sciacquate e scolate i fagioli.
2. Lessare i maccheroni in acqua salata per circa otto minuti. Scolare e versare in un grande contenitore. Aggiungere gli spinaci.
3. Utilizzare una padella a fuoco medio e scaldare un cucchiaio d'olio. Incorporate la cipolla e continuate la cottura lentamente per circa cinque minuti.
4. In un robot da cucina / frullatore, macinare gli anacardi fino a ottenere una polvere. Versare una tazza di acqua e frullare fino a ottenere una consistenza cremosa e liscia. Mescolare il miso, i fagioli, la cipolla, il resto dell'acqua, la noce moscata, la cayenna, la senape e il succo di limone. Quando è liscia, aromatizzare con sale se lo desiderate.
5. Versare la salsa cremosa sugli spinaci e sui maccheroni. Mescolare fino a quando non si è unito.
6. Ungere leggermente la pentola a cottura lenta. Trasferite le chicche nella pentola e cuocete coperte per tre ore sulla regolazione bassa.
7. In una piccola padella, scaldate l'olio e il pangrattato. Mescolare fino a quando non è ben ricoperto, circa tre o quattro minuti. Mettere a parte e lasciar raffreddare
8. Quando tutti i componenti della ricetta sono pronti; servire, sorridere e divertitevi.

Resa: 4 porzioni

Zuppa di Lasagne

Non c'è niente come questo per curare le vostre voglie italiane. Dà un nuovo significato alla preparazione di un pranzo a base di zuppa e pasta.

Ingredienti

- 1 l di brodo vegetale
- 1 cipolla media
- 150 gr di lenticchie marroni essiccate
- di ciascuno - 2 gr di origano essiccato e basilico
- 3 spicchi d'aglio tritati

1 di ciascuno (400 gr):
 - Pomodori a cubetti
 - Polpa di pomodoro

720 gr di foglie di spinaci tritate
8 sfoglie di lasagne

Per il Pesto Ricotta

- 130 gr di anacardi crudi
- 450 gr di tofu extra compatto
- 60 ml di latte di soia / mandorle non aromatizzato
- A piacere: Sale e pepe
- 40-60 gr di pesto vegano tutto naturale (disponibile presso Wal-Mart)
- 15 ml di succo di limone
- Necessario anche: robot da cucina

Istruzioni

1. Scolare il tofu. Mettere a bagno gli anacardi per 4-8 ore, sciacquare e scolare.

2. Rompere le tagliatelle a pezzi per adattarle alla pentola.
3. Mettere il fornello in alto. Aggiungere la cipolla, il brodo, l'origano, il basilico, l'aglio e le lenticchie. Preparare la pasta. Regolare il timer per circa due ore. Le lenticchie dovrebbero essere piuttosto sode.
4. Aggiungere i pomodori schiacciati e tagliati a cubetti. Mescolare e cuocere per altre due o tre ore a velocità alta.
5. Aggiungere gli spinaci e le tagliatelle. Dategli un'altra mescolata. Cuocere fino a quando gli spinaci appassiscono, di solito sono sufficienti circa 12 minuti. Dategli una spolverata di pepe e sale.
6. *Per il pesto ricotta*: aggiungere il latte e gli anacardi in un robot da cucina e frullare fino a ottenere una crema. Aggiungere il tofu, pulsando più volte fino a ottenere una consistenza. Unire il succo di limone, il pesto a piacere, il pepe e il sale.
7. Dividete in ciotole e fornite un ciuffo di ricotta.

Resa: 6 porzioni

Patate Gratinate

Come vegani, si possono ancora godere i benefici di una patata rugginosa nel "favorito dei vecchi tempi". Provate questo per una deliziosa esperienza all'ora di pranzo.

Ingredienti

- 3 patate ruggine rosse
- 250 gr di cimette di cavolfiore
- 250 ml di latte di cocco normale
- 150 gr di lievito nutrizionale
- 6 gr o a piacere di pepe, sale e paprika
- Decorazione: pizzico di curcuma

Istruzioni

1. Omettere le patate, ma frullare tutto il resto in un frullatore o in un processore.
2. Svuotare il composto nella pentola lenta, aggiungendo uno strato di patate.
3. Copritelo con la salsa e ripetete gli strati con la salsa sopra.
4. Preparare il fornello per sette-nove ore a fuoco basso.
5. Quando è pronto da mangiare, aggiungere un pizzico di sapore con un po' di curcuma.

Resa: 2-3 porzioni

Panino al Pisello con gli Occhi Neri

Questo delizioso panino è riempito con una gustosa miscela di piselli su un panino a viso aperto. Con questo sostanzioso pasto a base di stufato si possono caricare le proteine e il ferro extra con questo sostanzioso pasto a base di stufato.

Ingredienti per la mattina:

- 30 gr di miglio

di ogni:

- 80 gr di carote tritate
- 75 gr di fagioli dall'occhio
- 480 ml di acqua
- 1 spicchio d'aglio tritato
- 15 gr di peperone tritato
- 0.50 gr di fumo liquido
- 7 gr condimento Cajun

Ingredienti per la serata:

- 30 ml di concentrato di pomodoro, fatto in casa
- 120 gr di cavolo tritato, cavoli o a vostra scelta
- Pepe e sale a piacere
- Per servire: 2-3 panini

Istruzioni

1. Programmare il timer da sette a nove ore utilizzando l'impostazione bassa.
2. Circa 30 minuti prima che il pasto sia pronto per essere servito, aggiungere il concentrato di pomodoro e le verdure.

3. Cospargere con il pepe e il sale come guarnizione insieme a un po' più di condimento Cajun se si desidera un po' più di spezie.
4. Servire a viso aperto e divorare totalmente il capolavoro.

Resa: 2 tazze

Pasta Spinaci e Carciofi

Con una pasta deliziosa come questa, gli spinaci e i carciofi si consumano senza sensi di colpa!

Ingredienti

- 1 confezione (230 gr) di penne / fusilli integrali
- 65 gr di anacardi crudi

1 confezione (340 gr ciascuno):
- Spinaci a foglia piatta surgelati
- Cimette di cavolfiore congelate
- 15 ml di succo di limone
- 1 lattina (430 gr) cuori di carciofo - diviso (+) 120 ml di liquido riservato
- 70 gr di lievito nutrizionale

di ogni:
- 3 gr di aglio tritato
- 3 gr di senape di Digione
- 0.50 gr -più o meno - pepe nero

Optional:
- Salsa piccante

☒ Paprika affumicata

Istruzioni

1. Aggiungere gli anacardi in un piattino e coprire con acqua calda. È meglio metterli a bagno durante la notte, ma dovreste immergerli per almeno 15 minuti.
2. Preparate la pasta e gli spinaci. Scolare.
3. Utilizzare un robot da cucina e aggiungere gli anacardi, il cavolfiore, cuori di carciofo, succo di limone, 120 ml di liquido di carciofo. Il pepe, il sale, la senape, l'aglio e il lievito alimentare. Frullare fino a renderla cremosa.
4. Tagliate a cubetti il resto dei cuori di carciofi e aggiungeteli alla salsa cremosa. Unire gli spinaci e la pasta.
5. Per il colore, aggiungi un po' di paprika affumicata
6. Servire in una padella / piatto 20 x 20 cm. Cuocere 15 minuti a 180° C. Dare una spruzzata di salsa piccante per un extra.

Resa: 4 porzioni

Vegan Pantry Pot Torta

Potete fare questa torta con molti ingredienti che potreste già avere nella dispensa o nel congelatore. È molto flessibile con le scelte degli ingredienti.

Ingredienti per lo stufato

- 2 spicchi d'aglio piccoli
- 1 cipolla piccola
- 1 gambo grande di sedano tritato
- 450 gr - verdure surgelate (ad es. Mais, piselli, carote, fagiolini, ecc.)
- 1 confezione (300 gr) di funghi a fette
- 400 gr di tofu / patate / fagioli a cubetti
- 240 ml di acqua - più o meno secondo necessità
- 30 ml di brodo vegano al gusto di pollo -
- Oppure 360 ml di brodo vegetale (totale 600 ml di liquidi)
- Pepe e sale a piacere
- 1 cucchiaino di timo in polvere
- 20 gr di farina quanto basta / addensante

Ingredienti per i biscotti:

- 130 gr di farina integrale / bianca

di ogni:

- Opzionale: 0.50 gr di timo essiccato
- 3 gr di sale
- 40 ml di olio d'oliva (forse meno)
- 120 ml di latte di mandorle / normale

Istruzioni la sera prima:

1. Se usate il tofu; cubetto e infornatelo prima. Tritate le cipolle e lo spicchio d'aglio.

2. Aggiungere il sedano tagliato a pezzi, l'aglio, la cipolla e il tofu / patate in un contenitore ermetico in frigorifero.

Istruzioni per il mattino successivo:
1. Spruzzare leggermente la pentola a cottura lenta.
2. Mescolare tutti gli ingredienti dello stufato, omettendo per ora la farina.
3. Mescolare e cuocere per sei-otto ore. (Aggiungere una o due tazze d'acqua, se la cottura dura più di 8 ore.)
4. *30 minuti prima di* servire: se è troppo sottile, aggiungere un po' di farina addensante. Se è troppo denso, aggiungere un po' più di acqua. Assaggiare e aggiustare i condimenti come preferite.
5. *Preparare i biscotti*: unire tutti i componenti nella sezione dei biscotti per formare un impasto. Stendere l'impasto preparato a uno spessore di circa tre cm. Tagliare a cerchi con un bicchiere o un cutter.
6. Disporre i biscotti sopra il ripieno. Potete aggiungerli uno alla volta oppure raccogliere l'impasto per coprire tutta la parte superiore degli ingredienti del ripieno.
7. Programmare il fornello sull'impostazione alta per altri 30 minuti.
8. *Nota*: cuocere il tofu per 25-30 minuti a 220° C. Giratelo due o tre volte fino a renderlo croccante.

Resa: 4 porzioni

CAPITOLO 3: Ricette per la Cena

Dopo una lunga e dura giornata di lavoro o di gioco, è sempre bello sapere che cenerete aspettando nella vostra pentola a cottura lenta.

Chili di Zucca con Burro di Nocciola e Cocco

Questa ricetta di zucca con burro di arachidi cambierà il vostro modo di pensare quando pensate al chili.

Ingredienti

- 500 gr di zucca butternut
- 2 gambi di sedano tritati
- 1 cipolla piccola
- 2 carote
- 2 mele medie
- 4 spicchi di aglio
- 1 lattina media di ciascuno:
  - Ceci
  - Fagioli neri
- 1 lattina di latte di cocco a basso contenuto di grassi / 400 ml
- 6 gr di peperoncino in polvere

di ogni:
- 2 gr di cumino macinato
- 2 gr di origano secco

- 30 ml di concentrato di pomodoro, fatto in casa
- 480 ml di brodo vegetale
- A piacere: sale e pepe

- ☒ Opzionale: riso basmati cotto

***Per il contorno*:**

- ☒ Noce di cocco sbriciolata non zuccherata
- ☒ Coriandolo fresco, erba cipollina o prezzemolo

Istruzioni

1. Scolare e sciacquare i fagioli.
2. Tritare l'aglio. Pelare e tritare / tagliare a cubetti la cipolla, le carote, il sedano, le mele e la zucca.
3. Aggiungere tutti i componenti della ricetta nella pentola a cottura lenta - per ora omettere i contorni.
4. Impostare il timer per 8 ore su basso o da 4 a 6 ore su alto.
5. Aggiungere il sale e il pepe circa un'ora prima del tempo di servire.
6. Aggiungere il peperoncino in polvere e il pepe di Caienna, a piacere.
7. Aprire il coperchio della pentola negli ultimi 45 minuti del ciclo affinché il peperoncino si addensi.
8. Aggiungere un po' più di brodo se sembra asciutto.
9. Servire con il riso e guarnire a piacere.

Resa: 8 porzioni / 1 ½ tazze ciascuna

Casseruola di Melanzane all'Italiana con Ricotta di Anacardi e Tofu

È difficile credere che questo sia vegano!

Ingredienti per l'anacardio - Ricotta di Tofu

- 3 spicchi d'aglio
- di ogni:
- 150 gr di lievito alimentare
- Anacardi (60 gr)
- 120 ml di latte non zuccherato
- 1 conf. (425 gr) tofu solido
- 3 gr di sale
- 10 ml di succo di limone
- Un pizzico di pepe nero

Resto degli ingredienti

- 1 barattolo (700 ml) di salsa marinara
- 1 melanzana grande / 560 gr
- Per servire: pasta cotta

Istruzioni la sera prima:

1. Preparare la ricotta combinando tutti i componenti della ricetta in un frullatore o in un processore fino a lisciatura.
2. Mettere in frigorifero per una notte in un contenitore ermetico.

Istruzioni per il mattino successivo:

1. Spruzzare la pentola a cottura lenta con una piccola quantità di spray.
2. Versare 1/3 della salsa marinara nella pentola.

3. Completare il tutto con le melanzane a fettine, ½ della ricotta e 1/3 della salsa.
4. Ripetere gli strati e versare il resto della salsa.
5. Lasciare cuocere per sei-otto ore a bassa temperatura.
6. Se il piatto sembra un po' troppo brodoso, togliere il coperchio e lasciare cuocere da 30 minuti a un'ora a fuoco alto.

Resa: 6 porzioni

Lasagne Vegane

Se cercavate una scelta "senza carne" per le lasagne, la vostra ricerca è finita! Perché non provare un po' della vostra salsa di pomodoro fatta in casa (vedere la ricetta sotto).

Ingredienti

- 1 mezzo di ogni tritato:
    - Zucca gialla
    - Cipolle
    - Zucchine
- 20 ml di olio d'oliva
- 380 gr di funghi tritati
- 1 melanzana media (pezzi da 1 cm)
- 500 g di pomodorini
- 0.50 gr di fiocchi di peperoncino rosso
- 4 spicchi d'aglio tritati
- 6 gr di sale
- 2 vasetti (680 gr) di salsa di pomodoro
- 2 gr di condimenti italiani (timo, origano, basilico)
- Confezione da 12 lasagne crude
- 180 gr di formaggio vegano grattugiato:

- Mozzarella
- Parmigiano Reggiano
- 230 gr *di formaggio Quick Cashew Basil* (vedi sotto)
- *Guarnizione facoltativa*: basilico fresco tritato

Ingredienti del formaggio al basilico di anacardi:

- 120 ml di latte di mandorla
- 65 gr di anacardi crudi
- 4 gr di sale marino
- 5 gr di aglio tritato
- 70 gr di lievito nutrizionale
- 12 gr di basilico fresco (ben confezionato)
- 0.80 gr di pepe
- 20 ml di succo di limone

Istruzioni

1. Aggiungere l'olio in una padella utilizzando la temperatura media. Aggiungere la cipolla e cuocere per due o tre minuti.
2. Unire le zucchine, i funghi, le melanzane e la zucca con le cipolle e continuare la cottura per circa sette minuti.
3. Unire il sale, i pomodori, i fiocchi di peperone rosso, l'aglio e i condimenti italiani. Soffriggere per diversi minuti o finché le verdure sono tenere.
4. Togliere la padella dal fuoco e aggiungere l'aroma con più fiocchi di peperoncino o sale se lo desiderate.
5. Versare 1 ½ tazza di salsa di pomodoro come base nella pentola a cottura lenta. Disporre le tagliatelle (rompere per adattarle), aggiungere 1/3 della miscela vegetariana e completare con la ricotta di anacardi, con una tazza di salsa.

6. Continuare il procedimento, alternando e mettendo la ricotta di anacardi nello strato intermedio con ½ del composto di formaggio grattugiato.
7. Lo strato finale dovrebbe essere con uno strato di pasta, salsa e il resto di 1 tazza e mezza di formaggio grattugiato.
8. Coprire nella pentola a cottura lenta per 3½ - 4 ore. Spegnere il fornello e impostare per 15 minuti.
9. Cospargere con un po' di basilico fresco prima di servire la famiglia o gli amici affamati.
10. *Istruzioni per il formaggio basilico*: immergere gli anacardi in acqua calda per almeno dieci minuti.
11. Unire tutti gli ingredienti fino a ottenere un composto omogeneo. Potete conservarlo in modo sicuro in frigorifero per un massimo di cinque giorni.

Nota: fate attenzione perché una cottura eccessiva renderà i noodles molli.

Assicuratevi di non cuocere troppo perché i noodles diventeranno molli. Guardatelo da vicino!

Resa: 6-8 porzioni

Quinoa - Chili di Fagioli neri - Crema Acida di Anacardi

Come vegano, scoprirete presto quanto amate veramente i fagioli e la quinoa. Questa speciale panna acida vegana di anacardi manderà davvero le vostre papille gustative in un viaggio speciale!

Ingredienti

- 100 gr di quinoa cruda
- 1 lattina (425 gr) di fagioli neri
- 480 ml di brodo vegetale
- di ogni:
    - 40 gr di peperone verde
    - 40 gr di peperone rosso
- 400 gr di pomodori a dadini
- 2 spicchi d'aglio
- ½ di 1 cipolla
- 1 carota sminuzzata
- 6 gr di peperoncino in polvere
- ½ peperoncino piccolo
- 3 gr di sale
- 0.40 gr di peperoncino di Cayenna
- di ogni:
    - 2 gr di origano
    - 2 gr di cumino macinato
    - 2 gr di pepe nero appena spezzato
- 3 gr di chicchi di mais

Ingredienti per i Condimenti

- Carota sminuzzata

- Cipollotti tritati
- Pezzi di avocado

Ingredienti per la Panna Acida Vegana di Anacardi

- 40-60 ml d'acqua
- 70 gr di anacardi inzuppati
- 3 gr di sale marino
- Spruzzare aceto di mele e sidro
- 5 ml di succo di lime

Istruzioni

1. Sciacquate e scolate i fagioli. Tritate i peperoni e la cipolla. Tagliare la carota.
2. Immergere gli anacardi in acqua durante la notte.
3. Versare il brodo, i fagioli, i pomodori e la quinoa nella pentola a cottura lenta, mescolando bene per unire.
4. Aggiungere le carote, i peperoni, l'aglio e la cipolla. Mescolare bene e unire il resto dei condimenti.
5. Programmare la pentola del vaso di terracotta sul livello basso per 5-6 ore o 2 ½ -3 ore sul livello alto. Se si utilizza l'impostazione più bassa, controllarla durante l'ultima ora o l'impostazione alta, controllare gli ultimi 30 minuti. Aggiungere altra acqua se necessario.
6. Preparare la panna acida: usare un frullatore ad alta velocità come il Nutribullet per unire gli ingredienti fino a ottenere un composto omogeneo. Dopo 30 secondi, raschiare il frullatore.
7. Servire con cipolle verdi tritate o pezzetti di avocado.

Resa: 4-5 porzioni

Salsa Marinara Di Spinaci - Stile Vegano

Questa delizia vegetariana viene caricata con una gustosa salsa direttamente dalla lenta cottura. Tutto quello che dovete fare è unire gli ingredienti.

Ingredienti

- 1 cipolla tritata
- 55 ml di olio di oliva
- 4 spicchi d'aglio tritati
- 1 confezione (280 gr) di spinaci tritati surgelati
- 1 lattina (130 gr) di concentrato di pomodoro
- 80 gr di carota grattugiata
- di ogni:
    - 3 gr di basilico Essiccato
    - 8 gr di sale
    - 2 gr di origano secco
- 1 lattina (800 gr) di pomodori schiacciati con il sugo
- 2 foglie d'alloro
- 40 gr di peperone rosso tritato
- Dimensioni del fornello: 5 quarti

Istruzioni

1. Scongelare gli spinaci e scolarli. Scolare i funghi.
2. Mescolare tutti gli ingredienti direttamente nella pentola di coccio.
3. Mettere il coperchio sulla pentola a fuoco alto per quattro ore.
4. Mescolare e abbassare il livello di calore e cuocere per un'altra o due ore.

Resa: 8 porzioni

Salsa di pomodoro

Non avrete bisogno di acquistare un sacco di salse extra quando potrete fare le vostre con il vostro fornello lento.

Ingredienti

- ½ cipolla tritata piccola
- 10 pomodori prugna / Roma
- di ogni:
    - 3 gr di aglio tritato
    - 5 gr di pepe di Caienna macinato
    - 3 gr di basilico Essiccato
    - 8 gr di sale
    - 2 gr di origano secco
    - 4 gr di pepe nero
- 1 pizzico di cannella
- 55 ml di olio di oliva

Istruzioni

1. Pelare e schiacciare i pomodori e tritare l'aglio. Metterli nel fornello insieme al resto degli ingredienti.
2. Coprite con un coperchio e cuocete a fuoco basso per 10-15 ore. Più a lungo cuociono, più sapore si intreccia.

Resa: 6 porzioni

CAPITOLO 4: Ora Della Merenda

Si può avere un po' di varietà per gli spuntini, dai Tacos messicani alla Banana Brown Betty!

Tacos Messicani alla Quinoa

Se non è ancora ora di pranzo o cena; provate uno di questi tacos e condividetelo con alcuni amici.

Ingredienti

- 2 lattine (430 gr di ciascuna) di fagioli neri
- 1 lattina (425 gr) di mais
- 1 lattina (280 gr) salsa enchilada
- 1 lattina (410 gr) di pomodori a cubetti con succhi

di ciascuno:

- 240 ml di brodo Vegetale
- 180 gr di quinoa

35 gr di condimento per taco
Tortillas - Mais o Farina

Guarnizioni:

- Avocado a cubetti
- Lime fresca
- Coriandolo

Necessario anche:

- Setaccio a maglia fine
- Piano cottura lento a 6-quarti

Istruzioni

1. Scolate e sciacquate i fagioli neri. Risciacquare bene la quinoa nel setaccio per rimuovere il rivestimento di saponina amara.
2. Nella pentola di coccio, aggiungere il brodo, i pomodori non scolati, il pacchetto di condimento per taco, il mais scolato, la salsa enchilada, la quinoa sciacquata ei fagioli neri.
3. Mescolare gli ingredienti fino a ottenere un composto omogeneo. Mettere un coperchio sul fornello per 2-4 ore in alto.
4. Nota: se il fornello tende a surriscaldarsi, è una buona idea controllare gli ingredienti per assicurarsi che non diventino molli. Non usare le basse temperature perché sarà pastoso per tempi più lunghi.
5. Dopo che la quinoa è pronta, servire sulle tortillas con i condimenti scelti.

Resa: 6-8 porzioni

Pizza alla Puttanesca

Prendetelo da Oprah; questo è così delizioso! Sapete che è salutare con tutti gli ingredienti freschi.

Ingredienti per l'impasto

di ogni:

- 3 gr di sale
- 3 gr di spezie italiane miste
- 9 gr di lievito istantaneo
- 200 gr di farina per tutti gli usi non sbiancata
- 120 ml di acqua calda / se necessario
- 13 ml di olio d'oliva

Ingredienti per la Salsa

di ciascuno affettato e snocciolato:

- 33 gr di olive verdi
- 33 gr di olive di Kalamata
- 130 gr di pomodori schiacciati

di ogni:

- 8 gr di capperi - sciacquati e scolati
- 4 gr di prezzemolo fresco a foglia piatta tritato

di ogni:

- 2 gr di peperoncino rosso in fiocchi
- 4 gr di zucchero - approvato dai vegani
- 2 gr di aglio in polvere
- 2 gr di origano in polvere
- 0.50 gr di basilico Essiccato

2 gr di pepe
Opzionale: 130 gr di mozzarella grattugiata vegan cheese

Attrezzatura necessaria:

- 5-7 - Quart Slow Cooker
- Tritatutto

Istruzioni

1. *Preparare la pasta*: ungere leggermente un grande contenitore di miscelazione.
2. Utilizzare il robot da cucina per combinare il condimento italiano, il sale, la farina e il lievito. Aggiungere l'olio attraverso il tubo di alimentazione, con la macchina in funzione, insieme ad acqua a sufficienza per formare una palla di pasta appiccicosa.
3. Aggiungere l'impasto su una superficie infarinata - impastando per circa uno o due minuti. Lavoratela fino a formare una palla e aggiungetela alla ciotola preparata, girando per ricoprire di olio l'impasto.
4. Copritelo con uno strofinaccio. Lasciatelo lievitare in uno spazio caldo fino a quando non sarà circa il doppio. Di solito è sufficiente circa un'ora.
5. *In un altro contenitore*: preparare la salsa unendo entrambi i tipi di olive, pomodori, origano, basilico, capperi, fiocchi di pepe, aglio in polvere, zucchero, sale, pepe e prezzemolo.
6. *Preparare l'inserto*: ungere leggermente l'inserto e schiacciare l'impasto. Adagiatela su una superficie infarinata e schiacciatela per farla entrare nella pentola.
7. Mettere l'impasto nel fornello e aggiungere la salsa. Asciugare un asciugamano da cucina tra il coperchio e la salsa per evitare che la condensa si accumuli sulla pizza.

8. Cuocere un'ora e quarantacinque minuti. Se si usa il formaggio, aggiungerlo dopo un'ora e quindici minuti e cuocere altri 30 minuti.

Resa: 2 porzioni / 4 fette come contorno

Hummus di Fagioli Bianchi e Aglio

Quale sezione degli snack sarebbe completa senza almeno una gustosa ricetta di tuffo. Questo è proclamato, un vincitore!

Ingredienti

- 6 spicchi d'aglio
- 500-700 gr di fagioli bianchi secchi
- 50 ml di olio extravergine d'oliva
- Pepe nero e sale kosher se gradito
- Il succo di 1 limone
- Dimensione ideale del fornello: 3 quarti

Istruzioni

1. Svuotare i fagioli bianchi sciacquati nella pentola insieme all'aglio.
2. Coprire i fagioli con almeno 4 cm di acqua. Cuocere a fuoco alto per 4 ore a temperatura alta o 8 ore a bassa temperatura.
3. Versare gli ingredienti in uno scolapasta per rimuovere il liquido.
4. Aggiungere l'aglio e i fagioli in un frullatore. Versare il succo e l'olio d'oliva.
5. Frullare fino a ottenere una crema.
6. Aggiungere una spolverata di pepe e sale. Buon appetito!

Resa: 1 tazza e ½

Per i Denti Dolci

Questa è una ricetta che vorrete tenere a portata di mano per chi ha un crollo a metà mattinata o a metà pomeriggio.

Banana Brown Betty

Ingredienti

- 0.50 gr di cannella in polvere
- 240 ml di sciroppo d'acero
- 60 ml di latte di mandorle non zuccherato

di ciascuno:

- 0.60 gr di noce moscata
- 0.50 gr di zenzero
- 0.70 gr di sale
- 4 banane mature
- 300 gr di pane bianco a cubetti

di ogni:

- 60 gr di zucchero naturale approvato vegano
- 25 gr di noci pecan tostate tritate
- 30 ml di rum / brandy / 15 ml di rum o estratto di brandy
- Necessario anche: fornello lento da 4 quarti

Istruzioni

1. Sbucciare e tagliare a pezzi le banane.
2. Mescolare il latte di mandorle, lo sciroppo, lo zenzero, la cannella, il sale e la noce moscata. Aggiungere il pangrattato. Mescolare delicatamente per coprire.
3. In un altro contenitore, mescolare lo zucchero di tipo vegano, le banane, le noci pecan e il brandy.

4. Spruzzare l'interno della pentola a cottura lenta con dell'olio da cucina.
5. Distribuire ½ della miscela di pane sul fondo, quindi aggiungere ½ della miscela di banana, a strati fino a quando tutti gli ingredienti sono coinvolti.
6. Chiudere il coperchio e cuocere per 1 ½ o 2 ore a fuoco alto.
7. Servite ben caldo.

Resa: 4 porzioni

Capitolo 5: Antipasti Da Accontentare

Preparatevi con questi due piaceri della folla:

Pomodori Cocktail Ripieni Di Salsa

- Salsa con un morso!
- *Ingredienti per la salsa*
- 200 gr di anacardi
- ½ peperone rosso tritato
- 25 gr di lievito nutrizionale
- 30 gr di cipolla in polvere
- 15 ml di tahini
- 4- 6 gr di sale marino
- 30 ml di succo di limone
- 1 spicchio d'aglio

Ingredienti per la Salsa

½ di ciascuno:
- Peperone rosso
- Peperone giallo
- Peperone verde

2 pomodori medi
Opzionale: ½ - 1 jalapeno

Ingredienti per l'assemblaggio

10-15 pomodorini

Istruzioni

1. *Preparare la salsa*: unire tutti i componenti della salsa in un frullatore ad alta velocità insieme al peperoncino.

Infine, aggiungere gli anacardi. Mescolare fino a ottenere una crema. Mettere in frigo a raffreddare.
2. *Preparare la salsa*: tagliare i pomodori in quarti e frullare, tritandoli piccoli. Aggiungere a un piatto e fare la stessa procedura con i peperoni.
3. Usare uno scolapasta per filtrare il liquido.
4. *Farcire il pomodoro*: affettare le estremità dei pomodori. Rimuovere gli interni.
5. Unire la salsa e 2/3 - ¾ di salsa in ogni pomodoro o a proprio piacimento.
6. Potete anche farcire i cetrioli allo stesso modo.
7. Guarnire con un po' di salsa extra.

Resa: 10-15 pomodori

Sfera di Formaggio Vegano in Crosta di Pistacchio

Siate la bella della festa servendo questo delizioso antipasto su un piatto di fantasia per tutti i vostri amici.

Ingredienti

Succo di 2 lime
di ciascuno:
- -0.70 gr di pepe
- - 1.5 gr di sale

130 gr di anacardi inzuppati

di ogni:

- - 15 ml di vino da cucina bianco
- - 15 ml di aceto

2 spicchi d'aglio
30 ml di acqua
1 rametto di ciascuno:
- - Timo
- - Rosmarino

30 -40 gr di pistacchi tritati

Istruzioni

1. Immergere gli anacardi per una notte in frigorifero in acqua sufficiente a coprirli completamente. Scolare l'acqua al mattino.
2. Mettere gli anacardi in un robot da cucina e aggiungere il resto degli ingredienti, tralasciando per ora il pistacchio, il timo e il rosmarino.
3. Avete fatto il formaggio che è cremoso e completamente incorporato.

4. Infine, incorporare il timo e il rosmarino. Assaggiate e salate se lo desiderate.
5. Versare il composto di formaggio in un pezzo di garza o uno strofinaccio sottile. Disporlo con un colino e lasciarlo in frigorifero a scolare i liquidi per una notte.
6. Al mattino, togliere la palla dal panno. Dovrebbe essere ferma. Lisciare i bordi e metterlo in una ciotola di pistacchi.
7. Far rotolare la palla fino a coprirla.
8. Godetevelo con qualche cracker e amici.

Resa: 5-6 porzioni

Capitolo 6: Deliziosi Dessert

Sicuramente tenterete le vostre papille gustative con questi deliziosi bocconcini!

Budino al Cioccolato con Fagioli Neri

Questo unisce il vegano a una scelta alimentare pulita senza latticini e senza glutine. Gusterete questa ricetta con ogni cucchiaio.

Ingredienti

- 120 ml di latte di mandorle / cocco / soia
- 180 gr di fagioli neri secchi
- 20 gr di polvere di cacao
- 80 ml di nettare di agave azzurro
- 25 ml di olio di cocco / avocado
- ½ avocado grande
- 1 lattina (400 ml) di latte intero di cocco
- Fornello di dimensioni migliori: 3 quarti

Istruzioni

1. Risciacquare i fagioli e aggiungerli alla pentola di coccio.
2. Coprire i fagioli con acqua di circa due pollici. Mettere il coperchio sul fornello a fuoco basso per otto ore.
3. Svuotare il liquido dai fagioli quando sono ammorbiditi, risparmiando circa due tazze di fagioli.
4. Usare un frullatore ad alta potenza e aggiungere il latte insieme ai fagioli, mescolando fino a ottenere una crema. Lasciate raffreddare il composto in frigorifero. Agitare il latte di cocco nella lattina per circa 30 secondi e

aggiungerlo al frigorifero, non aperto. È meglio lasciarlo riposare durante la notte.
5. Svuotare i fagioli raffreddati nel frullatore.
6. Sciogliere l'olio nel microonde per circa 30 secondi. Incorporare il nettare di agave e il cacao in polvere. Raschiatelo nel frullatore e aggiungete l'avocado.
7. Frullare tutto fino a ottenere una crema morbida. Dovrebbero essere necessari 15-30 secondi.
8. Aprire la lattina di latte di cocco e incorporare ½ lattina nel budino.
9. Conservare l'altra metà per la copertura del budino.
10. Aggiungere il budino ai singoli piatti e conservare fino al momento di servire.

Resa: 6 porzioni

Torta al Limone e Mirtilli

I sapori naturali di questo dolce avranno i vicini in attesa di un invito ad assaggiare questa meravigliosa delizia.
Ingredienti

***Ingredienti secchi*:**

di ogni:

- ☒ Stevia (+) 20 ml di nettare di agave
- ☒ Lievito in Polvere
- ☒ 60 gr di farina integrale di frolla

Ingredienti umidi:

- ☒ 60 gr di mirtilli
- ☒ 80 ml di latte non zuccherato

di ogni:

- ☒ 3 gr di semi di lino macinati mescolati con 10 ml di acqua calda
- ☒ Olio d'oliva / salsa di mele / purea di zucca

di ogni:

- ☒ 1 gr di estratto di limone
- ☒ 1 gr di estratto di vaniglia
- ☒ 1 gr di scorza di limone
- ☒ Necessario anche:
- ☒ Fornello lento da 1 1/2 - 2 quarti
- ☒ Olio di oliva
- ☒ Carta da forno

Istruzioni

1. Dopo il lavoro di preparazione, spruzzate la pentola di coccio con olio da cucina o foderatela con della carta pergamena se volete continuare senza olio.
2. Unire gli ingredienti secchi e frullare quelli bagnati.
3. Svuotare il composto nella pentola e distribuitelo uniformemente.
4. Contribuire ad assorbire un po' di condensa, mettendo un canovaccio da tè tra la parte superiore e la torta. Cuocere per 60-80 minuti. Il centro sarà solido quando viene toccato.

Resa: 4 porzioni

Mele caramellate

Questa è una di quelle prelibatezze gustose, da gustare mattina, mezzogiorno o sera.

Ingredienti

- 15 ml di succo di limone
- 680 gr - 2.5 kg di mele grandi
- 2 gr di noce moscata
- 5 gr di cannella in polvere
- 3 - 5 gr di melassa - a piacere
- 2 gr di stevia - 3 conf.
- 15 gr di amido di mais
- 250 ml di sidro di mele

Istruzioni

1. Sbucciare ed affettare le mele.
2. Spruzzare l'interno del fornello lento e aggiungere la melassa, la stevia, la cannella di noce moscata, il succo e le mele. Mescolare bene e mescolare il sidro e la fecola, versandoli sulle mele.
3. Programmare la pentola del vaso di terracotta per tre o quattro ore sull'impostazione bassa. Mescolare circa ½ durante il processo.
4. Servire con farina d'avena o ogni altra volta che vuoi qualcosa di naturalmente dolce.

Resa: 5 tazze

Budino di Riso al Cocco e Uvetta

Guardate se questo può avvicinarsi alla ricetta della nonna.

Ingredienti

di ogni:

- 250 ml di crema / latte intero di cocco
- 250 gr di riso a grani corti (es. Arborio)
- 50 grammi uvetta
- 1 l di latte senza lattoso - può mescolare i sapori
- 0.50 gr di cannella in polvere
- Un pizzico di sale

di ciascuno:

- 0.50 gr di chiodi di garofano
- 0.60 gr di noce moscata

di ogni:

- 1 gr di estratto di vaniglia
- 1 gr di estratto di cocco
- 60 gr di zucchero di palma da cocco

Istruzioni

1. Unire tutti i componenti - omettere lo zucchero e gli estratti.
2. Mescolare e coprire per due ore a fuoco alto.
3. Aggiungere la vaniglia e l'estratto di cocco insieme allo zucchero. Mescolare fino a completo scioglimento.
4. Servire caldo o riporre in frigorifero per dopo.

Resa: 6 porzioni

Conclusione

Grazie per essere arrivato alla fine del Libro di cucina vegano a cottura lenta: *Ricette vegane facili a cottura lenta da seguire.* Speriamo che sia stato informativo e ti abbia fornito tutti gli strumenti necessari per raggiungere i tuoi obiettivi

Il prossimo passo è decidere quale dei gustosi 31 proverai per primo. Lascia che i tuoi amici e la tua famiglia ti aiutino a scegliere. Fai una lista, così non sarai tentato al mercato. Raccogli tutti gli ingredienti e inizia subito il primo esperimento.

Se fallisci al primo tentativo, apporta le modifiche e goditi l'esperienza. Gli errori sono il modo migliore per acquisire nuove abilità!

Indice

Capitolo 1: Delizie per la colazione

Mirtillo - Colazione Quinoa al Cocco
Farina d'Avena alla Cannella e Mela
Barrette per la Colazione con Farina d'Avena e Zucca
Muesli Speziato con Frutta e Noci
Burrito della Colazione con Tofu Strapazzato
Uova Vegane per la Colazione

Capitolo 2: Pranzo Goodies

Cavolfiore alla Bolognese con Tagliatelle di Zucchine
Tofu e Verdure alla Brace Cinesi
Zuppa di Mais
Mac e Cheese Fiorentino
Zuppa di Lasagne
Patate Gratinate
Panino al Pisello con gli Occhi Neri
Pasta Spinaci e Carciofi
Vegan Pantry Pot Torta

Capitolo 3: Ricette per la cena

Chili di Zucca con Burro di Nocciola e Cocco
Casseruola di Melanzane all'Italiana con Ricotta di Anacardi e Tofu
Lasagne Vegane
Quinoa - Chili di Fagioli neri - Crema Acida di Anacardi
Salsa Marinara Di Spinaci - Stile Vegano
Salsa di pomodoro

Capitolo 4: Snack Time

Tacos Messicani alla Quinoa
Pizza alla Puttanesca
Hummus di fagioli bianchi e aglio

Per i Denti Dolci

Banana Brown Betty

Capitolo 5: Antipasti da accontentare

Pomodori Cocktail Ripieni Di Salsa
Sfera di Formaggio Vegano in Crosta di Pistacchio

Capitolo 6: Dessert deliziosi

Budino al Cioccolato con Fagioli Neri
Torta al Limone e Mirtilli
Mele caramellate
Budino di Riso al Cocco e Uvetta

CPSIA information can be obtained
at www.ICGtesting.com
Printed in the USA
LVHW080250210221
679536LV00006B/263